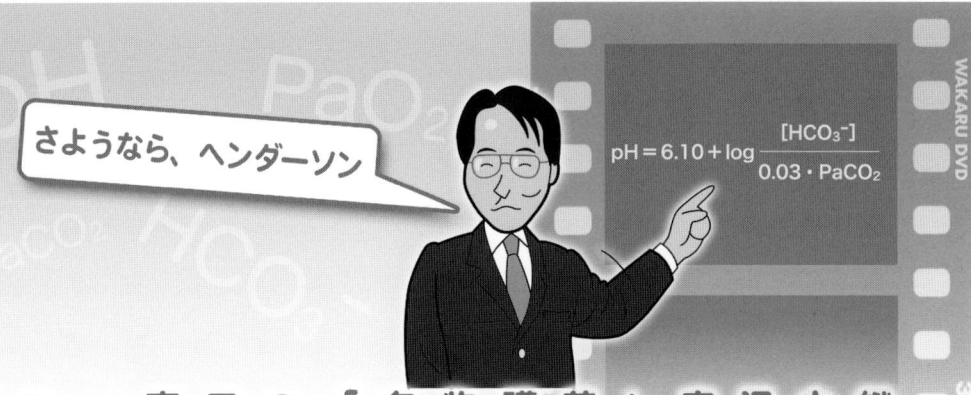

さようなら、ヘンダーソン

$$pH = 6.10 + \log\frac{[HCO_3^-]}{0.03 \cdot PaCO_2}$$

Dr.東田の「名物講義」実況中継

新・わかる!!

血液ガス
臨床の現場で活きる基礎知識

講師：東田俊彦（MAC）

DVDで見て、聞いて、わかる **個人授業** DVD 2枚組

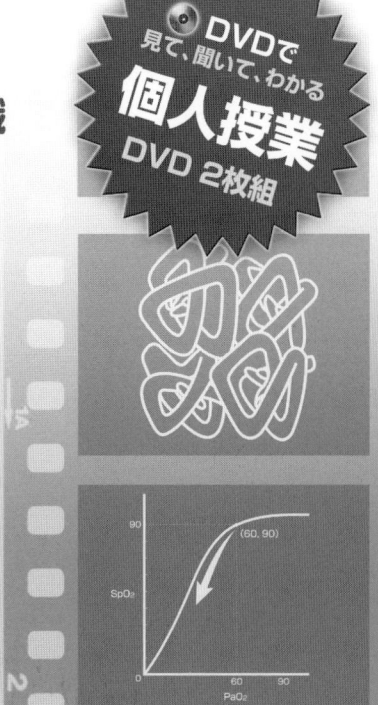

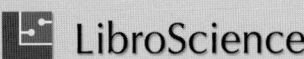
LibroScience

序　文

　医学では人間の構造と機能の正常を学んでから異常、すなわち病的状態を学ぶ。しかし、現実の医療の世界に入ると、同じ疾患であっても患者それぞれが進行度合いや重症度が異なり、合併症もさまざまで、教科書的な知識はほとんど役に立たないことに気づく。臨床の場で必要になるのは、人間性に加え、理論的に考え、行動する力である。

　一般に医学も含めて、学習する場合には、まず、基本的知識を得る。それをもとにして各論的内容を理解し、そして自ら考えて個別案件をmanagementする能力を身につける。すなわち、知識→理解→思考力の構図である。しかし、残念なことに、知識をたくさん暗記することに価値がある、と誤って思い込んでいる人たちが特に医学や医療の分野では多い傾向がある。理解する範囲でさえ、「理解を暗記」しようとする傾向がある。本当は、いくら知識・理解があっても、それを自由に使いこなせる能力がないと意味を成さないのである。

　血液ガス分析や水・電解質、心電図の分野は、臨床上非常に重要であり、数多の関連書籍があるにもかかわらず、「理解しにくい」という方が多い。それは、これらの項目は目に見えるものではなく、非常に抽象的であるので、これを書物として理解するのは、物理的に無理があるからであろう。そこで、今回はポイントとなる基本的知識は少なくして、自ら考える思考力を効率よく獲得するために、DVD書籍という形をとった。1コマの講義内容の情報量は、厚い書籍一冊に相当するという試算もある。是非このDVD書籍を利用して臨床の場で使える能力を身に付けていただきたい。

2008年3月吉日

東田　俊彦

Contents

Ⅰ 目 的 ………………………………………………………………… 1

Ⅱ 検査法 ………………………………………………………………… 3
   1. 採 血 ……………………………………………………………… 3

Ⅲ パラメーターとその基準値 ………………………………………… 5
   1. 呼吸機能 …………………………………………………………… 5
   2. 酸塩基平衡 ………………………………………………………… 5

Ⅳ 呼吸機能の考え方 …………………………………………………… 7
   1. 呼吸とは？ ………………………………………………………… 7
   2. 呼吸を構成している因子 ………………………………………… 7

Ⅴ 酸素と二酸化炭素の取り込みと運搬 ……………………………… 11
   1. 酸 素 ……………………………………………………………… 11
   2. 酸素の運搬システム ……………………………………………… 14
   3. 二酸化炭素 ………………………………………………………… 18
   4. 二酸化炭素の運搬システム ……………………………………… 19

Ⅵ 動脈血ガス分析における呼吸機能の判断の仕方 ………………… 21
   1. まず呼吸不全の有無をみる ……………………………………… 21
   2. 呼吸不全の原因 …………………………………………………… 22
   3. 呼吸不全の分類 …………………………………………………… 24

Ⅶ 呼吸不全の治療 ……………………………………………………… 27
   1. 総 論 ……………………………………………………………… 27
   2. 酸素吸入 …………………………………………………………… 27
   3. 在宅酸素療法（home oxygen therapy；HOT） ……………… 28
   4. 換気の改善 ………………………………………………………… 28

Ⅷ　動脈血ガス分析における酸塩基平衡の判断の仕方 ……… 31
　　1.　血液のpH …………………………………………………… 31
　　2.　血液pHに影響を与える因子 ……………………………… 32

Ⅸ　演　習 ………………………………………………………… 39

付録DVDビデオの使い方

DVDビデオ対応のDVDプレーヤーやパソコンなどで再生して下さい。
メニュー画面を呼び出し各チャプターを選択することができます。

■ メニュー画面

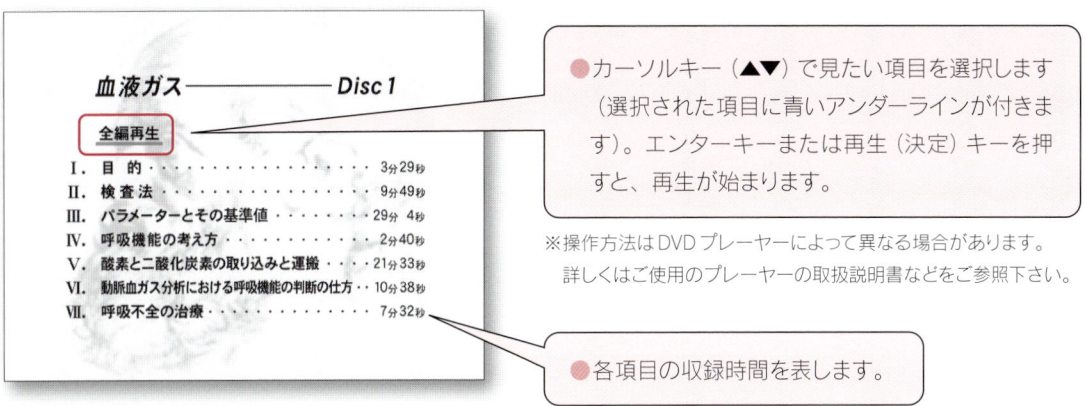

- カーソルキー（▲▼）で見たい項目を選択します（選択された項目に青いアンダーラインが付きます）。エンターキーまたは再生（決定）キーを押すと、再生が始まります。

※操作方法はDVDプレーヤーによって異なる場合があります。詳しくはご使用のプレーヤーの取扱説明書などをご参照下さい。

- 各項目の収録時間を表します。

■ 本書の構成

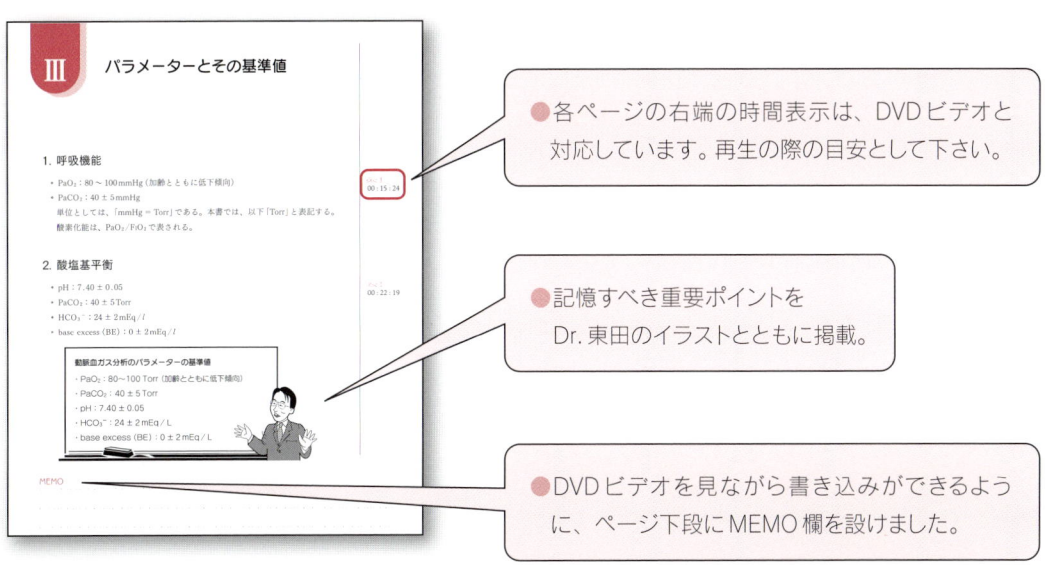

- 各ページの右端の時間表示は、DVDビデオと対応しています。再生の際の目安として下さい。

- 記憶すべき重要ポイントをDr.東田のイラストとともに掲載。

- DVDビデオを見ながら書き込みができるように、ページ下段にMEMO欄を設けました。

⊗ 注意

- このディスクおよび付属品の著作物に関する権利はすべて著作権者が有しており、日本国内の一般家庭内での私的視聴に用途を限って販売しています。したがって、無断で複製、公衆送信、上映、改変などをすること、および第三者への頒布（中古販売、貸与などを含む）は法律で禁止されています。
- お客様の保管・取り扱いの不備によるディスクやプレーヤーの故障などに関して、弊社は一切の責任を負いかねます。

I 目的

- 動脈血ガス分析の目的は二つあり、一つはガス分析、もう一つは酸塩基平衡の判定である。
- 動脈血ガス分析は、動脈血中の酸素分圧（PaO_2）、二酸化炭素分圧（$PaCO_2$）などを調べることで、血液を介する酸素の末梢細胞への供給状態や二酸化炭素の末梢細胞からの運搬状態を推測し、呼吸器機能や循環器機能、ヘモグロビンの機能などを総合的に把握するものである。
- 動脈血ガス分析では酸塩基平衡も判断されるが、酸塩基平衡では血液中のpHや二酸化炭素、重炭酸イオン（HCO_3^-）などを調べることで、pH維持において中心的役割をなす、呼吸性因子および代謝性因子を総合的に把握する。

disc 1
00 : 02 : 09

MEMO

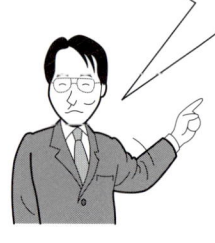

どの科に行っても必要となる重要な知識を説明します。
一生使えるベースとなる知識なので、
しっかり頭の中に入れておいてください。

MEMO

Ⅱ 検査法

1. 採　血

(1) インフォームドコンセント
- まず、判断能力のある患者では、患者に検査の説明をして承諾を得ること。

disc 1
00:05:35

(2) 準　備
- 投与薬剤や出血傾向の有無を確認する。
- 採血管には抗凝固薬が添加されているが、一般の注射器で行う場合には少量のヘパリンを吸引して内壁を覆う。
- 採血する動脈を確認する。拍動を触知することで動脈と判断する。一般的には橈骨動脈、場合によっては、上腕動脈や大腿動脈（大腿静脈の外側に存在する）、確保されている動脈ラインなどから動脈血を採取する。

(3) 動脈血採血（写真1）
- 採血時には、皮膚消毒後、少量のヘパリンを含む注射器で拍動する動脈上の皮膚を穿刺し、動脈血を採取する。
- 採血管には空気が混入しないように注意する。
- 動脈は圧が高いので、ガラス注射器では自然に内筒が上昇するが、ディスポーザブルの注射器では内筒を引く。
- 採血後に針を抜いた後は5分くらい強く圧迫止血する必要がある。
- 採血後はできるだけ早く検査する。

disc 1
00:08:34

MEMO

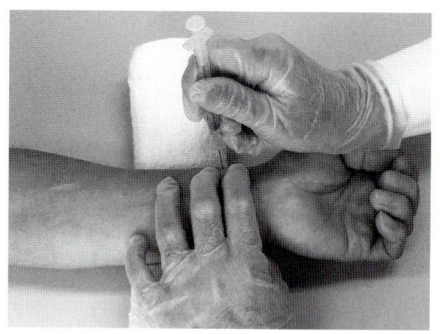

写真1　橈骨動脈による動脈血採血

(4) 適　応
- 呼吸器・循環器疾患で、末梢細胞への酸素供給が低下している可能性のある場合
- 人工換気や酸素療法を行っているとき
- 酸塩基平衡の異常が疑われるとき

(5) 血液ガス分析装置（写真2）
- 血液ガス分析装置にはいろいろなものが市販されている。いずれも（電極法で）直接測定しているものは、PaO_2、$PaCO_2$とpHの3つであり、それ以外のパラメーター〔HCO_3^-、酸素飽和度（SaO_2）、あるいは塩基余剰（base excess；BE）、緩衝塩基（buffer base；BB）など〕は前述の3つの基本数値から計算されたものである。

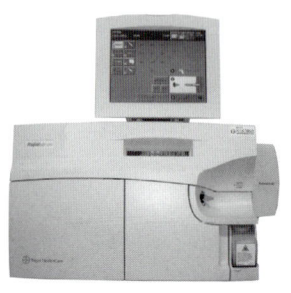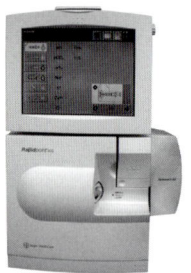

写真2　血液ガス分析装置

MEMO

III パラメーターとその基準値

1. 呼吸機能

- PaO_2：80〜100 mmHg（加齢とともに低下傾向）
- $PaCO_2$：40 ± 5 mmHg

単位としては、「mmHg = Torr」である。本書では、以下「Torr」と表記する。
酸素化能は、PaO_2/F_IO_2 で表される。

2. 酸塩基平衡

- pH：7.40 ± 0.05
- $PaCO_2$：40 ± 5 Torr
- HCO_3^-：24 ± 2 mEq/l
- base excess (BE)：0 ± 2 mEq/l

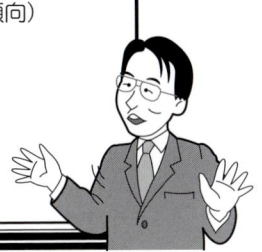

動脈血ガス分析のパラメーターの基準値
- PaO_2：80〜100 Torr（加齢とともに低下傾向）
- $PaCO_2$：40 ± 5 Torr
- pH：7.40 ± 0.05
- HCO_3^-：24 ± 2 mEq/L
- base excess (BE)：0 ± 2 mEq/L

disc 1
00:15:24

disc 1
00:22:19

MEMO

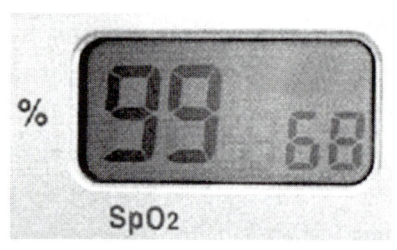 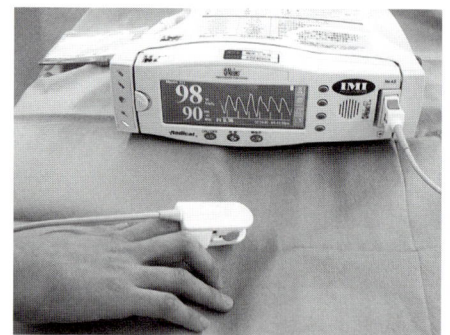

写真3　パルスオキシメーター

👉 パルスオキシメーター（写真3）

- PaO_2 を測定する代わりに、血液中の酸化型・還元型ヘモグロビンの吸光度の差を利用して、非観血的に、経時的に SpO_2（％）を測定するもの。動脈血酸素飽和度を反映する。
- 動作原理：動脈血と静脈血では酸化型ヘモグロビン含有量の違いによる色調の違いがあり、これを、指先をクリップで挟んだ測定端子（プローブ）からの赤色光と赤外光の吸収率の差を測定することで検出する。
- 基準値：SpO_2 96％以上。
- 適応：歯科領域や在宅酸素療法（SpO_2 90％以下のとき）、呼吸器疾患、救急患者、睡眠時無呼吸症候群のモニター。
- 特徴：脈拍数と酸素飽和度は測定できるが、$PaCO_2$、pHなどは測定できない。
- PaO_2 55 Torr で SpO_2 86％、PaO_2 59 Torr で SpO_2 90％に対応。
- 適応外：ショック状態、マニキュア、一酸化炭素中毒、メトヘモグロビン血症など。

MEMO

IV 呼吸機能の考え方

1. 呼吸とは？

- 細胞内で効率良くATPを産生するためには、ミトコンドリアでの酸素を用いた呼吸（内呼吸）が必要であり、そのために、外界から酸素を取り入れる呼吸（外呼吸）が必要である。この外呼吸が、一般的な「呼吸」の概念である。

disc 1
00：44：29

2. 呼吸を構成している因子

(1) 換気と呼吸

Q 息をしていることは、呼吸をしていることであろうか？
　換気していれば、酸素の取り込みは可能であろうか？

A 一般には「息を吸ったりはいたりすること」すなわち「換気」することが、「呼吸」と同じ意味で用いられている。そのため、「この患者さんは呼吸しているか？」という場合には、外界と呼吸器系とのガス交換の有無、すなわち換気を問題にしている。しかし、「換気」があっても、全く肺に血流が流れていなければ外界からの酸素の取り込みはできないので、「呼吸」しているとはいえない。つまり、換気は呼吸の一部にしかすぎない。

disc 1
00：44：59

MEMO

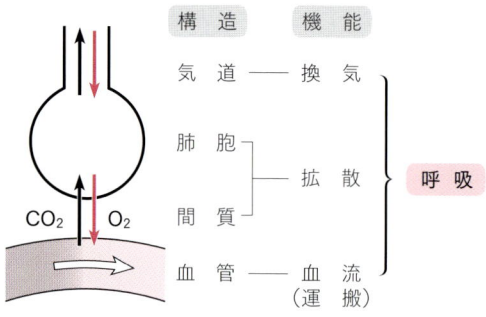

図1 呼吸器系の基本的な構造と機能

(2) 呼吸単位の構成因子（図1）
- 肺における呼吸は、3つの要素に分けられる。
  ①換気：外界との気体の交換
  ②拡散：肺胞と肺毛細血管との気体の移動
  ③運搬：血液を介する気体の運搬
- これらの1つ以上に障害が生じると、呼吸は障害される。逆に、呼吸不全ではこれらのどこに障害があるのかを考えればよい。

(3) 呼吸単位の集合としての考え方
①換気・血流比（$\dot{V}_A/\dot{Q}$）
- 肺機能単位は数多く存在しており、それぞれに適切な換気と肺血流の分布がないと、ガス交換（酸素の取り込み）は適切には行われない。
- 換気のないところに血流があっても、血流のないところに換気があっても無意味である。そのため、各呼吸単位（肺胞とその周囲の毛細血管）において、換気（$\dot{V}_A$）と肺血流（$\dot{Q}$）が適切な割合に分布していることが効率よい呼吸のために必要である。

disc 1
00：46：00

MEMO

②無気肺
　Q 無気肺では換気していない肺胞が存在しているが、その肺胞には血流は流れているだろうか？

③肺塞栓
　Q 肺塞栓では血流が流れていない肺胞があるが、その肺胞には換気があるのであろうか？

④右肺が無気肺、左肺が肺塞栓
　Q 換気はあるだろうか？
　　血流はあるだろうか？
　　酸素の取り込みは可能だろうか？

disc 1
00：46：22

MEMO

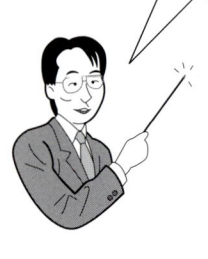

PaCO$_2$は血液ガス分析で1回読むのと、酸塩基平衡でもう1回読むんだ。大切なことだから頭の中に入れておいてね。

MEMO

Ⅴ 酸素と二酸化炭素の取り込みと運搬

1. 酸　素

（1）肺での酸素取り込み

- 酸素は能動的に「肺で取り込む」というよりも、むしろ「肺胞内から拡散して肺毛細血管に入る」と考えるべきである。
- 肺胞から毛細血管に酸素が拡散するためには、その間に濃度差（分圧差）が必要である。

☞ **酸素を取り込むために**

- 肺胞から肺毛細血管に酸素を取り込むためには酸素分圧差が存在し続けなければならない。
- 換気がなくなれば肺胞内の酸素分圧は低下して肺毛細血管と等しくなり拡散は生じなくなる。
- また、肺血流が停止すると肺毛細血管内の酸素分圧は増加して、酸素分圧差がなくなるので酸素が拡散できなくなる。
- つまり、酸素の取り込みのために酸素分圧差が存在し続けるには、「換気」と「血流」が常に存在する必要がある。
- すなわち、「拡散のために換気も血流も存在している」とみることもできる。

disc 1
00：47：09

disc 1
00：48：17

MEMO

（2）各部位の酸素分圧（図2a、2b）

- 大気中：1気圧（1,013 hPa）、すなわち760 Torrの21％が酸素なので、158 Torr
- 肺胞：呼気や飽和水蒸気もあり、100〜120 Torr
- 肺毛細血管：静脈側は40 Torrで、酸素を摂取した後の動脈側は90〜100 Torr
- 動脈血：分岐しても動脈側肺毛細血管と同じ酸素分圧
- 組織毛細血管：動脈側から次第に酸素を組織に供給していく
- 静脈血：40 Torr

☞ 呼気と吸気のガス分圧

- 吸気の酸素は21％で二酸化炭素は0.03％
- 呼気の酸素は16％で二酸化炭素は5％

（3）酸素を取り込むために

- 肺胞から肺毛細血管に酸素を取り込むためには、肺胞内と肺毛細血管内の間の酸素分圧差が必要である。
- 換気がなくなれば肺胞内の酸素分圧は低下して肺毛細血管と等しくなり拡散は生じなくなる。
- また、肺血流が停止すると肺毛細血管内の酸素分圧は増加して、酸素分圧差がなくなるので酸素が拡散できなくなる。

MEMO

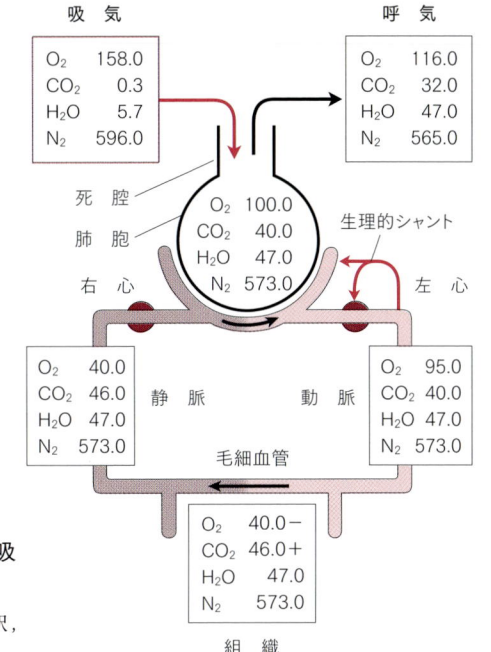

図2a 呼吸器系と循環器系の各部位での呼吸ガスの分圧（mmHg）

(William F. Ganong：ギャノング生理学．岡田泰伸他訳，原書22版，丸善，東京，p678，2006)

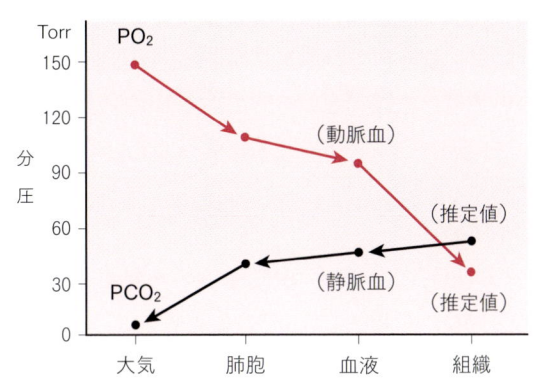

図2b 呼吸に関係ある各部位でのO_2およびCO_2分圧

O_2は分圧の高い大気から肺胞、血液、組織へと分圧勾配に従って移動し、CO_2は逆方向に、やはり分圧勾配に従って出てゆくことを示す。

(Kinney JM：Transport of carbon dioxide in blood. *Anesthesiology* 21：615，1960を改変)

MEMO

2. 酸素の運搬システム（図3）

- 酸素は水に溶けにくいので溶存酸素は少ない。
- 血液中の酸素の大部分はヘモグロビン（Hb）により運搬される。
- 血液中酸素含有量＝HbO_2＋溶存酸素
- 単位時間当たり末梢に運搬される酸素は、血液の酸素含量とその速度に依存しているので、心拍出量（cardiac output；CO）が低下すると、動脈血中の酸素含量は正常であっても、末梢血流が少ないと組織で酸素を摂取された結果、静脈血中の酸素含量は低下する。

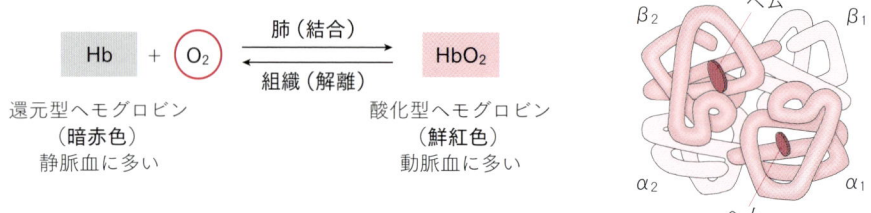

図3　酸素の運搬システムとヘモグロビン分子の構造

👉 ヘモグロビン酸素解離曲線（図4、表1）

- 動脈血酸素分圧（PaO_2）は、血液を酸素化する能力を示しているにすぎず、実際にHbが酸素と結合しているかどうかは分からない。
- 血液中のHb濃度は、酸素と結合しているHbO_2（酸化型ヘモグロビン）と酸素と結合していないヘモグロビン（還元型ヘモグロビン）の総和（＝ Hb ＋ HbO_2）である。
- $Hb + O_2 \rightleftarrows HbO_2$
- 血液酸素分圧（PO_2）とヘモグロビンが酸素と結合している割合［ヘモグロビン酸素飽和度＝SO_2＝HbO_2/(Hb ＋ HbO_2)］をグラフにしたものが、ヘモグロビン酸素解離曲線である。

MEMO

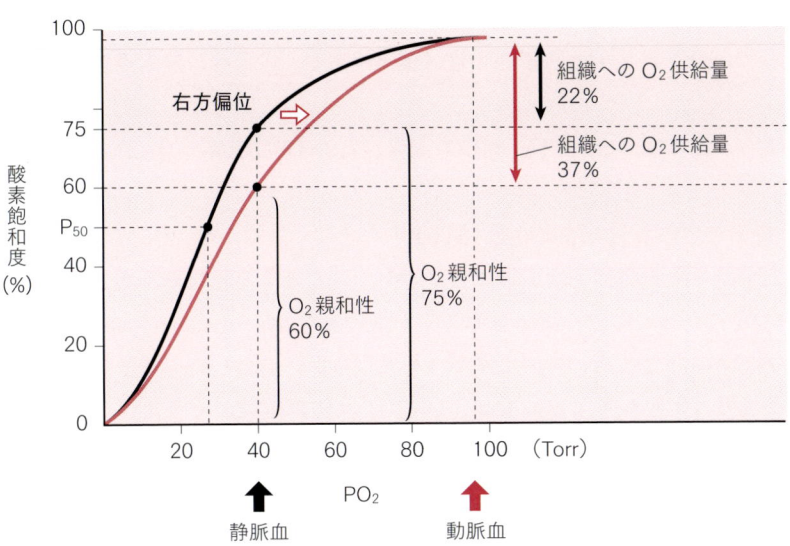

図4 ヘモグロビン酸素解離曲線

表1 血液ガスの血中濃度

	動脈血	静脈血
PO_2	95 Torr	40 Torr
PCO_2	40 Torr	46 Torr
HbのO_2飽和度	97%	75%

MEMO

cf. 右方偏位の因子とその効果
- 右方偏位によってヘモグロビンの酸素親和性は低下するが、組織への酸素供給は増加する。
- 右方偏位する場合：高体温、pH低下、$PaCO_2$上昇、2,3-DPG上昇

cf. 貧血と一酸化炭素中毒における酸素運搬（図5）
- 貧血時には酸素分圧や酸素飽和度は正常でも、運搬できる酸素の絶対量が低下する。それを代償するために、心拍出量（CO）が増加してhyperdynamic stateとなる。一酸化炭素中毒では、一酸化炭素がヘモグロビンに結合した一酸化炭素ヘモグロビン（カルボキシヘモグロビン、HbCO）は酸素運搬ができないので、酸素飽和度が低下する。

disc 1
00：51：38

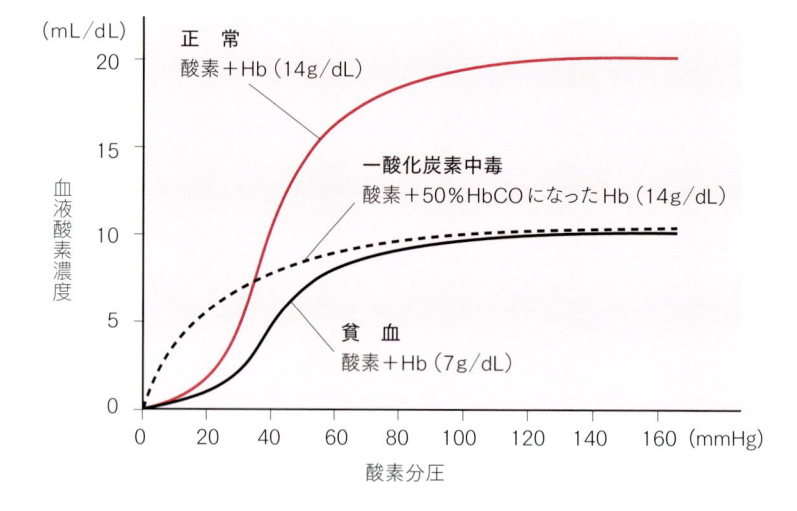

図5　正常ヘモグロビンの酸素解離曲線

正常ヘモグロビンの酸素解離曲線（赤実線：ヘモグロビン濃度14g/d*l*）。点線：一酸化炭素中毒（14g/d*l*の半分のヘモグロビンはHbCO）の際の酸素解離曲線。黒実線：貧血（ヘモグロビン濃度が7g/d*l*）の際の酸素解離曲線。一酸化炭素中毒の際の曲線は貧血の際の曲線を左に移動していることに注意。
(Leff AR, Schumacker PT：Respiratory physiology：basics and applications. Saunders, 1993)

MEMO

末梢における酸素摂取（図6）

- 末梢における単位時間当たりの酸素の取り込み速度は、酸素含量と血流に依存している。
- 動脈血液中酸素含有量 CaO_2（＝ HbO_2 ＋溶存酸素）、静脈血液中酸素含有量 CvO_2 であるので、単位時間当たりの末梢における酸素摂取は、

  $(CaO_2 - CvO_2) \times$ 心拍出量（CO）

  として表される。
- そのため、CaO_2 が正常であっても、末梢循環不全があると心拍出量が低下するので、単位時間当たりの末梢における酸素摂取を維持する結果、CvO_2 が低下してくる。

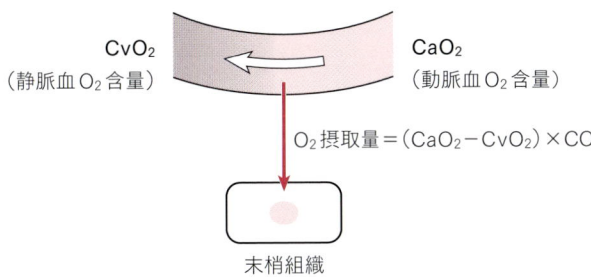

図6　末梢における酸素摂取

3. 二酸化炭素

(1) 二酸化炭素の物理的特性
- 酸素と異なり、水や脂質への溶解度も高いので拡散速度が速く、拡散障害は生じない。

(2) 二酸化炭素の運搬方法
- 二酸化炭素は赤血球の炭酸脱水酵素によって水と結合して炭酸になり、それが水素イオンと重炭酸イオン（HCO_3^-）に電離して、HCO_3^-が血漿中に入り、肺まで運搬される。肺の毛細血管では逆の反応で二酸化炭素となり、拡散して肺胞に入る。
- 一部は直接に水中に溶けた二酸化炭素として運搬される。これはHenryの法則（液体に溶解する気体の量は、液面に接するその気体の分圧に比例する）に従う。

(3) 血液中の二酸化炭素に影響を与えるもの
- 二酸化炭素では拡散障害は生じないので、血液中の二酸化炭素に影響を与えるものは、一般には、換気速度のみである。

換気と$PaCO_2$の関係

・換気速度↑ ⇄ $PaCO_2$↓

・換気速度↓ ⇄ $PaCO_2$↑

4. 二酸化炭素の運搬システム（図7）

- 赤血球中の炭酸脱水酵素によって血漿中のHCO_3^-として運搬されるものが多いが、一部は二酸化炭素自体が水に直接溶けても運搬される。
- 末梢組織では毛細血管よりも組織の二酸化炭素濃度（分圧）が高いので、二酸化炭素は血液中に入り、肺毛細血管では肺胞のほうが血液よりも二酸化炭素分圧が低いので、血液から肺胞に二酸化炭素が移動する。

cf. 塩素イオンシフト
- 赤血球内のHCO_3^-が血漿に出るときに、代わりに塩素イオンが細胞内に入ること。

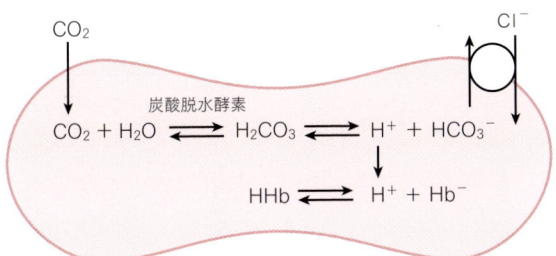

図7　血液にCO_2を加えたときに赤血球に起こる変化
CO_2分子が赤血球に入るごとに、HCO_3^-またはCl^-が赤血球内に増える。

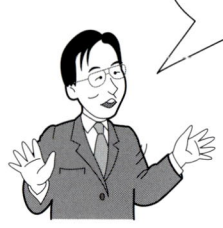

PaO₂が60 Torrを切ったら呼吸不全。
では、なぜ「60」なのか？

MEMO

Ⅵ 動脈血ガス分析における呼吸機能の判断の仕方

1. まず呼吸不全の有無をみる

(1) 呼吸不全とは？
- 安静時の末梢細胞において、酸素の供給が呼吸障害により低下した結果、その需要を満たすのに十分ではない状態をいう。

(2) 呼吸不全状態かどうかの判断方法
①末梢細胞への酸素供給に関係する因子
- 呼吸機能：外界からの酸素を拡散作用により取り込む。
- 循環機能：酸素化された動脈血液を末梢組織に運搬する。
- ヘモグロビン：血液中で酸素と結合して酸素を運搬する。

②呼吸不全の判断
- どこに呼吸不全の判断基準をもってくればよいかは、酸素供給能で決定される。
- 一般的には、呼吸不全の判断は、呼吸機能の障害により、$PaO_2 < 60\,Torr$ となったもの。

disc 1
01:09:47

MEMO

2. 呼吸不全の原因

- 換気障害、拡散障害、運搬障害、換気・血流比の不均衡により呼吸不全が生じる。

(1) 換気障害

- まず換気がないと大気からの酸素の摂取、大気への二酸化炭素放出ができない。

① 気道閉塞

　e.g. 肺気腫、気管支喘息発作、喀痰による気道閉塞で生じた無気肺など

② 延髄呼吸中枢障害

　e.g. 脳ヘルニアなど

③ 呼吸筋障害

　e.g. 筋萎縮性側索硬化症、Guillain-Barré 症候群、重症筋無力症など

(2) 拡散障害

- 二酸化炭素は拡散能が大きいので、拡散障害は酸素においてのみ生じる。
- 拡散障害は、肺間質の障害と拡散表面積の減少で生じる。

　e.g. 間質性肺炎、肺胞表面積低下（肺気腫）

☞ 拡散機能検査

① D_{LCO}（一酸化炭素拡散能）→拡散障害で低下

cf. $\% D_{LCO} = \dfrac{実測 D_{LCO}}{予測 D_{LCO}（加齢変化を考慮したもの）}$　（→70％以上が正常）

② 肺胞動脈血酸素分圧較差（A-aDO_2）（基準値：≦10〜20）

- 肺胞酸素分圧（P_AO_2）と動脈血酸素分圧（P_aO_2）較差→拡散障害で開大

MEMO

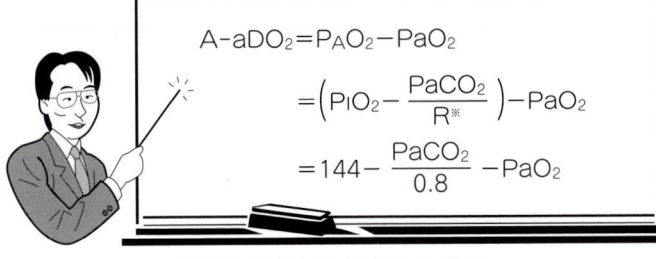

※ RはCO_2産生量とO_2摂取量の比であり、

$$R = \frac{\dot{V}CO_2}{\dot{V}O_2}$$

と表せる。
　Rは、呼吸基質によって異なり、炭水化物ではR＝1.0、脂肪ではR＝0.71、蛋白質ではR＝0.85とされる。一般的にはR＝0.8 or 0.85を用いる。
　定常状態では、肺胞内O_2分圧（P_AO_2）は、吸気O_2分圧（P_IO_2）から肺胞で摂取されるO_2量の分圧を引いたものに等しい。

$$\dot{V}O_2 = \frac{\dot{V}CO_2}{R}$$

より、肺胞では摂取されるO_2の分圧は

$$\frac{P_ACO_2}{R}$$

となる。

（3）運搬障害

- 肺血流障害による酸素化障害や、右→左シャントによる酸素化障害
  e.g. 肺塞栓、肺動静脈瘻

（4）換気・血流比不均等分布

- 換気のある肺胞に血流が存在することで酸素摂取が可能となるが、酸素摂取率は換気と血流の低いほうが決定因子となるので、換気・血流比不均等分布が存在すると酸素の摂取効率が低下する。
  e.g. 無気肺、肺塞栓

MEMO

3. 呼吸不全の分類

(1) 意　義
- 呼吸不全は「$PaO_2 < 60\,Torr$」ということであるが、その原因を分類することは、呼吸不全の治療にも直結するので重要である。

(2) 前　提
①酸素と二酸化炭素の違い
- 二酸化炭素は水に溶解しやすいが、酸素は水に溶解しにくい（酸素のほうが水に対する溶解度が低い）。
- 細胞や間質は大部分が水でできており、二酸化炭素はその中を通って広がりやすい。
- これは、二酸化炭素は拡散能が高く、静脈中の二酸化炭素はほとんど抵抗を受けずに肺胞に拡散できるので、その血中濃度（$PaCO_2$）はほとんど換気機能にのみ依存することを示している。
- これに対して、PaO_2 は換気にも、拡散にも、運搬にも左右される。

②動脈血中二酸化炭素濃度（$PaCO_2$）は、換気に依存している。

　すなわち、

　換気↑→$PaCO_2$↓
　換気↓→$PaCO_2$↑

　である。また、逆も正しい。

　$PaCO_2$↑→換気↓
　$PaCO_2$↓→換気↑

(3) 呼吸不全の分類
- 呼吸不全という大前提で、

  Ⅰ型呼吸不全：$PaCO_2$↓もしくは正常 →拡散障害もしくは運搬障害
  Ⅱ型呼吸不全：$PaCO_2$↑→換気障害

  となる。
- 拡散障害か運搬障害かの鑑別診断は、各疾患の臨床経過などによって判断される。

呼吸不全
①呼吸不全の判断
　　$PaO_2 < 60$ Torr
②呼吸不全の鑑別
・$PaCO_2$↑ → 換気障害
・$PaCO_2$↓ → 拡散障害もしくは運搬障害

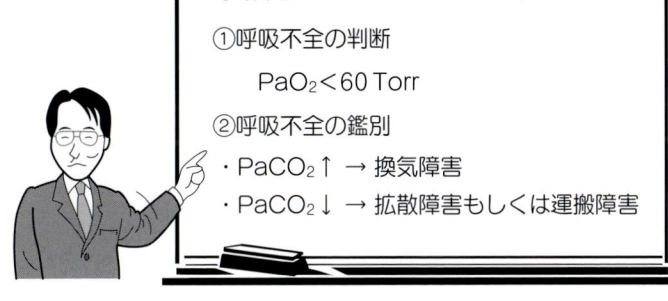

MEMO

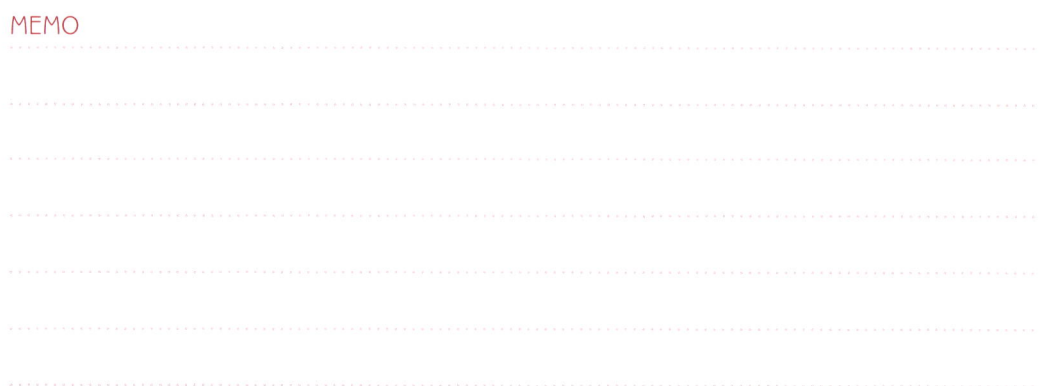

MEMO

VII 呼吸不全の治療

1. 総　論

- まずは、呼吸不全の確認、そして、何が原因かを判断すること。

(1) 換気障害
- 気道確保：下顎挙上、喀痰吸引、挿管、（長期に気道確保が必要なときなどは）気管切開
- 人工呼吸器（人工換気器）：人工換気（room air）、陽圧呼吸

(2) 拡散障害
- 酸素投与：酸素吸入（鼻眼鏡、マスク）、人工呼吸器
- 人工肺

(3) 運搬障害
- 血流回復：肺塞栓ではヘパリン
- 酸素投与・人工心肺

disc 1
01 : 20 : 25

2. 酸素吸入（吸入気酸素は F_IO_2 で表す）

- F_IO_2：吸入気酸素比率で、100％酸素吸入では1.0、室内気呼吸時には0.2
- F_IO_2 0.4以上は高濃度酸素

(1) nasal
- 1 l/分の酸素で、4％ずつ F_IO_2 が増加する。
- 6 l/分以上の酸素吸入では44％で、それ以上でも増加しない。

disc 1
01 : 23 : 08

MEMO

(2) マスク
- 4％ずつ吸入気酸素濃度を増加しうる。

(3) 酸素テント
- 酸素マスクよりも安定した酸素濃度を保てる（→乳幼児ではよい適応）。

(4) 人工換気
- 気道確保：挿管もしくは気管切開。
- 20〜100％まで、いろいろな濃度で酸素投与しうる。

3. 在宅酸素療法 (home oxygen therapy；HOT)
- 適応：$PaO_2 < 55〜60\,Torr$
- 適応疾患：COPD（肺気腫）が40％で最も多い。その他、結核後遺症、間質性肺炎、肺癌、チアノーゼ性先天性心疾患、肺高血圧症など
  e.g. 肺気腫、肺線維症、肺性心

4. 換気の改善→$PaCO_2$が高いときに適応

(1) 気管支拡張薬
- β_2刺激薬
- キサンチン製剤
- 抗コリン薬吸入（→COPDに適応）

(2) 去　痰
- 体位変換
- tapping
- ネブライザー
- 喀痰溶解薬
- 気管支鏡で吸引→気道分泌物（喫煙高齢者の全身麻酔術後など）による閉塞性無気肺など

MEMO

（3）人工換気
- 自発呼吸がないか、弱いとき
- 補助呼吸：自発呼吸が弱いとき
- 調節呼吸：自発呼吸がないとき

（4）陽圧呼吸
- PEEP（positive end-expiratory pressure）
- CPAP（continuous positive airway pressure）

（5）在宅人工換気
- 方法：気管切開下人工呼吸（tracheostomy intermittent positive pressure ventilation；TIPPV）、3/4が非侵襲的陽圧人工呼吸（non-invasive intermittent positive pressure ventilation；NIPPV）
- 肺胞低換気に適応→$PaCO_2$ 45〜50 Torr以上（e.g. 進行性筋ジストロフィー、高位脊損）

☞ 禁 煙
- 禁煙をするためには、禁煙の意志を強くして、周囲の人の協力、喫煙機会の回避、節煙ではなく禁煙、禁煙補助薬（ニコレット→ニコチン依存の場合は本数を減らすのも有用）などが重要である。
- 喫煙の影響：気道分泌物増加、肺気腫など末梢気道障害、気管支喘息発作増悪、発癌性

pHはCO₂とHCO₃⁻によって決定されている。Hendersonの式の「意味」を理解することが重要で、あとは忘れましょう。

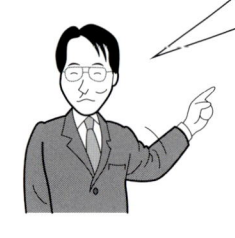

MEMO

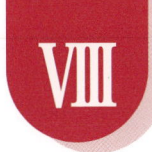

VIII 動脈血ガス分析における酸塩基平衡の判断の仕方

1. 血液のpH

(1) pHの基準値
- 動脈血ガス分析では、動脈血のpHの基準値は、7.40 ± 0.05 であり、この狭い範囲にpHが保たれている。
  cf. $pH = -\log[H^+]$

(2) 変　動
- 本来動脈血pHは食事内容などで変化するはずであるので、このような狭い範囲にpHを保つためには、pHをほぼ一定に保つ機序(緩衝系)が存在している。それには、次のようなものがある。
  - 血漿蛋白：$H\text{-}Prot \rightleftarrows H^+ + Prot^-$
  - ヘモグロビン(血漿蛋白の6倍の緩衝能がある)：$H\text{-}Hb \rightleftarrows H^+ + Hb^-$
  - 炭酸-重炭酸系：$H_2CO_3 \rightleftarrows H^+ + HCO_3^-$
  - その他：細胞内液では、リン酸も重要な緩衝液である。

disc 2
00:09:11

MEMO

2. 血液pHに影響を与える因子

(1) 代謝性因子
- 重炭酸イオン（HCO_3^-）を代表として、リン酸イオンや硫酸イオン、乳酸イオン、蛋白イオンなど、多くの因子が関与する。

(2) 呼吸性因子
- 二酸化炭素（CO_2）は、換気の指標でもあるが、酸塩基平衡では、弱酸としてHCO_3^-と平衡状態を形成しながら、血液pHに影響を与える。

(3) Henderson‐Hasselbalchの式
①まず、Henderson‐Hasselbalchの式の確認

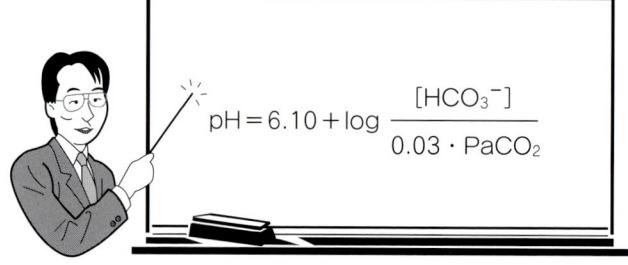

$$pH = 6.10 + \log \frac{[HCO_3^-]}{0.03 \cdot PaCO_2}$$

②次に意味の理解
- これは、血液のpH緩衝系の中でも特に炭酸-重炭酸系の関係を示したものであり、他の系を反映するものではない。
- この式の意味するところは、
「血液pHは、代謝性因子のHCO_3^-と呼吸性因子のCO_2によって決定されている」
というものである。

MEMO

- そして、この式は「＝」が入っていることから、「HCO_3^-とCO_2とによってpHが決定される」というよりも、
「pH、HCO_3^-とCO_2の2つが決定されれば、残りの1つが決定される」ということが重要である。
③そして、Henderson‐Hasselbalchの式を忘れよう‼

(4) 酸塩基平衡の考え方
①基　本
- 呼吸性の酸＝CO_2
- 代謝性のアルカリ＝HCO_3^-
これらがpHを決定している。

酸塩基平衡の基礎
・呼吸性の酸＝CO_2
・代謝性のアルカリ＝HCO_3^-
これらでpHが決定される。

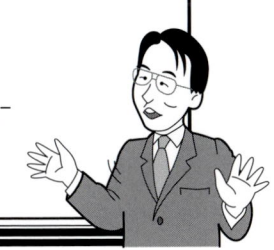

②アシドーシス vs アルカローシス
- アシドーシス：血液を酸性化する傾向
- アルカローシス：血液をアルカリ性化する傾向
これらをまとめてみると、

呼吸性アシドーシス＝呼吸性の酸↑＝CO_2↑
呼吸性アルカローシス＝呼吸性の酸↓＝CO_2↓
代謝性アシドーシス＝代謝性のアルカリ↓＝HCO_3^-↓
代謝性アルカローシス＝代謝性のアルカリ↑＝HCO_3^-↑

disc 2
00：14：13

MEMO

③ acidemia（酸血症）と alkalemia（アルカリ血症）
- 呼吸性および代謝性のアシドーシスやアルカローシスの結果、血液pHは、7.40よりも酸性になったり、アルカリ性になったりする。

  血液pH↑＝アルカリ性
  血液pH↓＝酸性

- このように、アシドーシスやアルカローシスによって、「血液のpHの動いた結果」を、acidemiaやalkalemiaという。すなわち、厳密には、「アシドーシスやアルカローシスは、血液のpHを示しているのではない」ということである。
- 血液のpHを示すのが、acidemiaやalkalemiaである。

  動脈血pH↑＝アルカリ性＝alkalemia
  動脈血pH↓＝酸性＝acidemia

(5) 代償について

disc 2 00:18:22

① 概　念
- 一般に、血液のpHが呼吸性因子と代謝性因子によって決定されているとすると、何らかの原因で片方が変化し、異常になった場合、もう一方の因子で血液のpHを正常化させるように動く作用があり、これを「pHの代償機能」という。

② 代償機構
- 「呼吸性の変化は代謝性に、代謝性の変化は呼吸性に代償される」
- 一般に、代償時の増加と減少は、最初の変化する因子の動きと同じ方向に動く。

  $PaCO_2$↑に対する代償は、HCO_3^-↑
  $PaCO_2$↓に対する代償は、HCO_3^-↓
  HCO_3^-↑に対する代償は、$PaCO_2$↑
  HCO_3^-↓に対する代償は、$PaCO_2$↓

- 何らかの原因（e.g. 肺気腫）で呼吸性にアシドーシスになった場合、それを和らげるように代謝性には代償機序でアルカローシスに傾く。

MEMO

- 逆に、何らかの原因（e.g. 糖尿病性ケトアシドーシス）で代謝性にアシドーシスになった場合、それを和らげるように呼吸性には代償機序でアルカローシスに傾く。これは、呼吸性アルカローシスを形成するものであるので、呼吸性の酸であるCO_2を減少させるために、過換気になる機序である。このように代謝性アシドーシスを呼吸性に代償するために過換気になるのを、Kussmaul大呼吸という。

③代償に要する時間
- 代償に要する時間は、呼吸性代償と、代謝性代償とでは異なる。
- 呼吸性代償は換気を増減させればよいので、比較的瞬時（数分～数十分）に行われる。
- 代謝性代償では腎臓におけるH^+やHCO_3^-などの再吸収や排泄などの機序に時間がかかるので、代償には数日の時間を要する。
- 代償には、「代償途上」にある場合と、「代償が完了」している場合がある。これは、血液pHが正常範囲内に入っているかどうかで判断する。

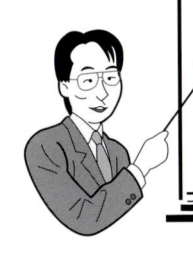

```
pHの代償
 ・呼吸性代償 → 数分間
 ・代謝性代償 → 数日間
 代償の完了の有無はpHの正常化で判断
```

MEMO

（6）酸塩基平衡の判断の仕方
　①まず、呼吸性の酸の $PaCO_2$ と代謝性のアルカリの HCO_3^- 値を確認する。
　　これによって、呼吸性に、もしくは代謝性にアシドーシスなのか、アルカローシスなのかを判断する。
　　両方が変化している場合、片方がもともと異常になったもので、もう片方は、その代償であることが多い。
　②次に、pHを確認して、血液が酸性なのかアルカリ性なのかを判断する。
　③pHの変化を生じさせたもともとの原因が呼吸性なのか、代謝性なのかを判断する。
　　pHの変化しているほうと一致しているほうが、もともとの原因と考えられる。

disc 2
00：25：07

MEMO

症例演習
 pHが7.35で、PaCO$_2$が60 Torr、HCO$_3^-$が30 mEq/lであったとする。

Q この患者の酸塩基平衡はどうなっているであろうか？
A PaCO$_2$↑なので、呼吸性にはアシドーシス。
 HCO$_3^-$↑なので、代謝性にはアルカローシスである。
 pH自体は、7.35と酸性（acidemia＝酸血症）傾向である。

Q もともとはどちらで、代償はどちらか？

Q これは、代償が完了しているのか？

Q 時間的にはどれくらい経っているか？

Q どのような疾患が考えられるか？

MEMO

ガス分析の結果をみて、患者さんの所に「歩いて」戻るのか、あるいは「走って戻る」のか。
緊急性の判断ができるようになるのがこの講義の目的です。

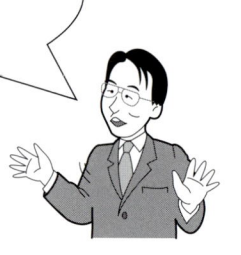

MEMO

IX 演習

1.
健常者安静時の値として異常なのはどれか。
   a 動脈血 pH ──────────── 7.40
   b 動脈血酸素分圧 ──────── 90 Torr
   c 中心静脈血酸素飽和度 ──── 40 %
   d 動脈血重炭酸イオン濃度 ─── 24 mEq/l
   e 肺胞気−動脈血酸素分圧較差 ── 10 Torr

2.
低酸素血症の原因と**ならない**のはどれか。
   a 換気・血流比不均等分布
   b 肺胞低換気
   c シャント
   d 拡散障害
   e 貧　血

3. 動脈血採血で正しいのはどれか。
   a 検査目的の説明は必要でない。
   b 上肢では尺骨動脈を用いる。
   c 下肢では足背動脈を用いない。
   d 抗凝固剤としてEDTAを用いる。
   e 採血後密閉する。

4. パルスオキシメーターによるSpO₂の測定で正しいのはどれか。
   a SpO_2 80％は正常範囲である。
   b 測定時は軽く呼吸を停止する。
   c 動脈血酸素飽和度を反映する。
   d 二酸化炭素濃度の影響を受ける。
   e 一酸化炭素中毒患者のモニターに有用である。

5.

動脈血ガス分析（自発呼吸、room air）がpH 7.31、PaO_2 45 Torr、$PaCO_2$ 76 Torr、A-aDO_2 10 Torr（基準20以下）である。

考えられるのはどれか。

a 左→右シャント
b 拡散障害
c 換気・血流比不均等分布
d 肺胞低換気
e 肺循環障害

6.

46歳の男性。労作時の息切れを主訴として来院した。呼吸機能検査成績：%VC 59、$FEV_{1.0}$%〈1秒率〉82、静肺コンプライアンス 0.08 l/cmH_2O（基準0.20〜0.25）。安静時：動脈血 O_2 分圧 65 Torr、CO_2 分圧 32 Torr、pH 7.46。運動負荷時：動脈血 O_2 分圧 50 Torr。

この肺機能検査成績について正しいのはどれか。

(1) %VCの低下は静肺コンプライアンスの低下のためである。
(2) 低酸素血症は肺胞低換気のためである。
(3) アルカローシスは動脈血 CO_2 分圧低下のためである。
(4) 運動時の動脈血 O_2 分圧低下は拡散障害の存在を示す。

a (1)、(3)、(4)のみ　　b (1)、(2)のみ　　c (2)、(3)のみ
d (4)のみ　　　　　　　e (1)〜(4)のすべて

7.

54歳の男性。呼吸困難と咳嗽とを訴え、傾眠傾向にあるので来院した。身長165 cm、体重 120 kg。睡眠中に無呼吸期を伴う不規則な呼吸をする。

この患者の室内気呼吸時の動脈血ガス分析値として適切なのはどれか。

	O_2 分圧 (Torr)	CO_2 分圧 (Torr)	pH
a	98	24	7.68
b	40	83	7.19
c	56	28	7.42
d	84	36	7.29
e	46	45	7.44

8.
　54歳の女性。3年前から乾性咳嗽と徐々に増悪する労作性呼吸困難とがあり来院した。脈拍86/分、呼吸数26/分、血圧142/76mmHg。白血球7,800、赤沈62mm/1時間。血清LDH 325単位（基準250以下）、RAテスト1＋。胸部エックス線写真を示す。

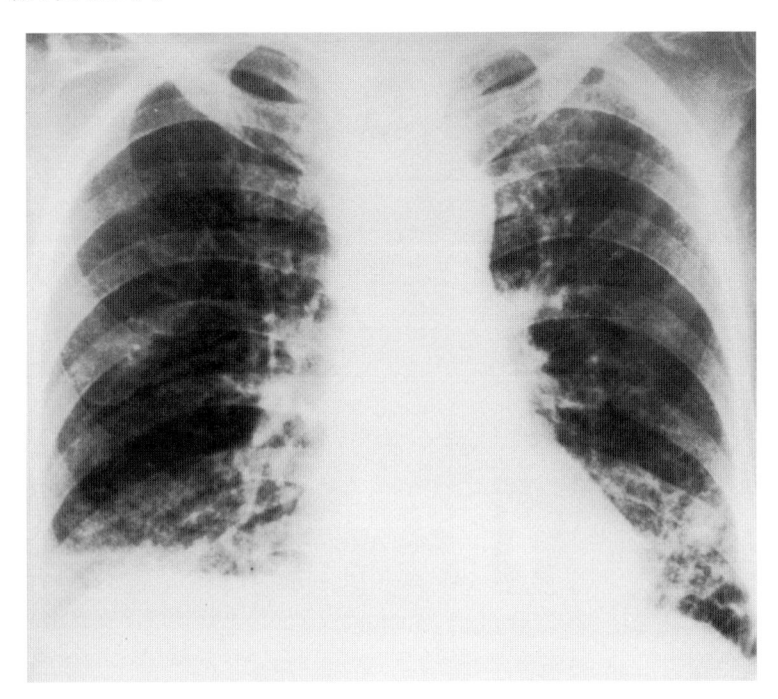

この患者の換気機能と動脈血ガス分析値（室内気吸入時）で適切なのはどれか。

	%VC (%)	$FEV_{1.0}$% (%)	O_2分圧 (Torr)	CO_2分圧 (Torr)
a	56	42	54	48
b	54	82	58	34
c	76	64	75	36
d	90	82	93	40
e	43	80	48	55

9.
　34歳の男性。20年前から慢性副鼻腔炎に罹患。3年前から咳と痰とを訴え、近医を受診し治療を受けていたが、3か月前から咳と痰とが増加し、労作時呼吸困難も出現したので来院した。胸部前・背面全域に coarse crackle と笛声音とを聴取する。初診時の胸部エックス線写真正面像（A）と側面像（B）とを示す。

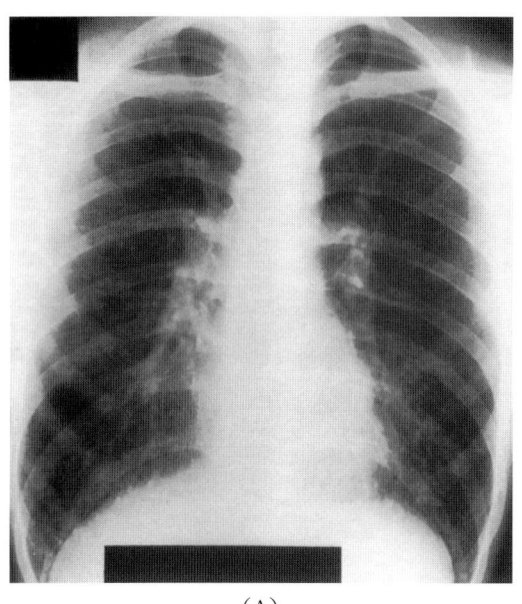

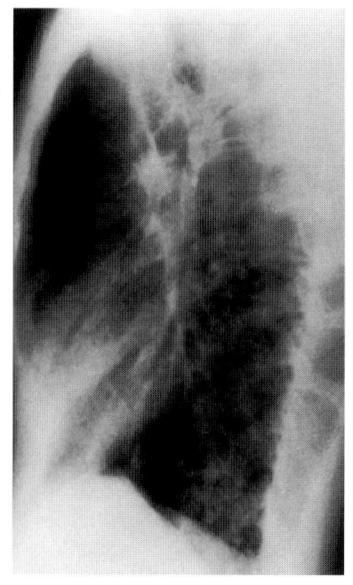

(A)　　　(B)

この患者で予想される呼吸機能検査所見はどれか。

	%VC (%)	$FEV_{1.0}$% (%)	%RV (%)	PaO_2 (Torr)	$PaCO_2$ (Torr)
a	100	87	123	97.8	39.8
b	82	45	192	76.7	32.0
c	69	90	67	81.1	33.6
d	55	48	199	65.3	41.3
e	41	71	56	74.1	45.0

10.
代償された慢性の呼吸性アシドーシスに相当する動脈血ガス所見はどれか。

	pH	CO_2分圧 (Torr)	HCO_3^- (mEq/l)
a	7.10	80	24.0
b	7.10	40	12.0
c	7.40	80	48.0
d	7.40	40	24.0
e	7.40	20	12.0

11.
呼吸性アシドーシスでみられるのはどれか。

(1) 動脈血 PCO_2 上昇

(2) 動脈血 HCO_3^- 上昇

(3) 血清ナトリウム低下

(4) 血清クロール上昇

(5) 血清カリウム低下

   a (1)、(2)   b (1)、(5)   c (2)、(3)   d (3)、(4)   e (4)、(5)

12.
　成人の急性呼吸不全で動脈血ガス分析（自発呼吸、酸素投与下）が、pH 7.30、PaO_2 80 Torr、$PaCO_2$ 92 Torr のときみられるのはどれか。

(1) チアノーゼ
(2) 低血糖
(3) 高ナトリウム血症
(4) 意識障害
(5) 頭蓋内圧亢進

　a　(1)、(2)　　b　(1)、(5)　　c　(2)、(3)　　d　(3)、(4)　　e　(4)、(5)

13.

75歳の女性。10日前から38℃の発熱、痰量増加および息切れが強くなり来院した。意識もうろう。発汗著明。呼吸数24/分。脈拍100/分、整。血圧110/60mmHg。全肺野に吸気時coarse crackle聴取。白血球13,500。血清生化学所見：Na 130mEq/l、K 5.0mEq/l、Cl 90mEq/l。赤沈56mm/1時間、CRP 3＋。胸部エックス線写真を示す。

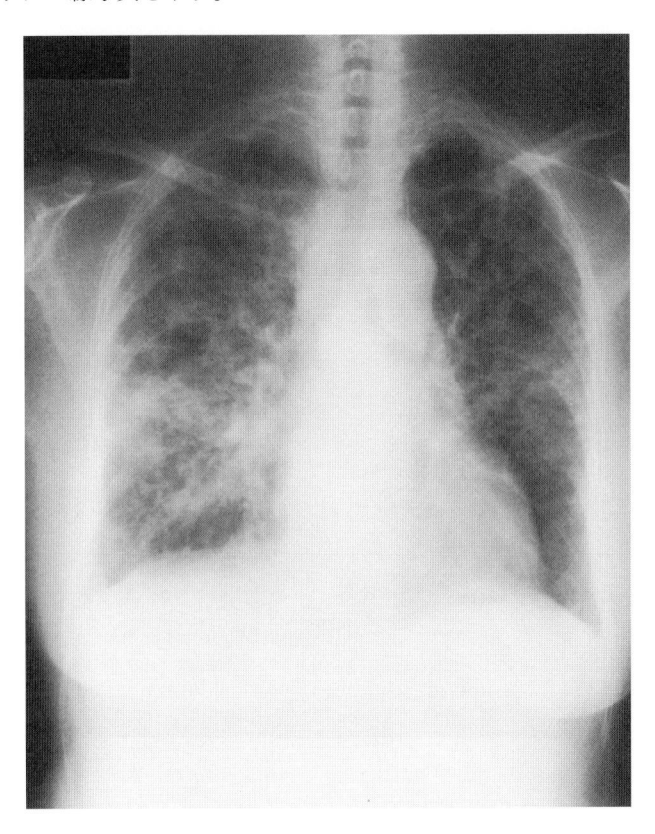

予想される動脈血ガス所見（room air、自発呼吸）はどれか。

	pH	PaO_2 (Torr)	$PaCO_2$ (Torr)	HCO_3^- (mEq/l)
a	7.20	50	80	30
b	7.28	120	65	30
c	7.40	95	40	24
d	7.44	40	35	22
e	7.53	60	30	25

14.
　気管支喘息の重症発作において、気管挿管・人工呼吸管理が必要なのはどれか。2つ選べ。

　　a　意識消失
　　b　肺炎合併
　　c　呼吸停止
　　d　PaO_2 64 Torr (room air)
　　e　$PaCO_2$ 42 Torr (room air)

15.
　38歳の男性。強い呼吸困難のため救急車で搬入された。同僚によると朝から喉が痛いため、ヨード剤でうがいをし、市販のトローチをなめたところ、15分経過したころから次第に呼吸が苦しくなってきたという。来院時、呼びかけに応答はなく、頸動脈の拍動をわずかに触知する。顔面にはチアノーゼが著明である。
　まず行う処置はどれか。

　　a　気道確保
　　b　心マッサージ
　　c　人工呼吸
　　d　除細動
　　e　静脈路確保

16.

72歳の女性。感冒様症状が出現し、早朝から傾眠がちとなり、意識レベルも低下したため、救急車で搬入された。20歳のとき、肺結核のため胸郭形成術を受けた。5年前から慢性呼吸不全で在宅酸素療法を受けている。体温37.2℃。呼吸数10/分。脈拍100/分、整。血圧150/70mmHg。血清生化学所見：血糖160mg/dl、尿素窒素35mg/dl、AST 45単位、ALT 37単位、アンモニア50μg/dl（基準18～48）。動脈血ガス分析（自発呼吸、経鼻カニューラ O_2 1 l/分）：pH 7.27、PaO_2 40Torr、$PaCO_2$ 90Torr。

最も適切な治療はどれか。

a　降圧薬投与
b　抗菌薬投与
c　インスリン投与
d　人工呼吸
e　血液透析

17.

64歳の男性。38年前に肺結核で右側胸郭成形術を受けた。5年前から労作時息切れが出現し来院した。口唇チアノーゼ、頸静脈怒張および足背の浮腫を認める。左背下部で捻髪音を聴取する。血清生化学所見：尿素窒素 17 mg/dl、Na 136 mEq/l、Cl 92 mEq/l。%VC 42％、$FEV_{1.0}$% 63％。動脈血ガス分析（自発呼吸、room air）：pH 7.27、O_2分圧 48 Torr、CO_2分圧 67 Torr、HCO_3^- 28 mEq/l。胸部エックス線写真を示す。

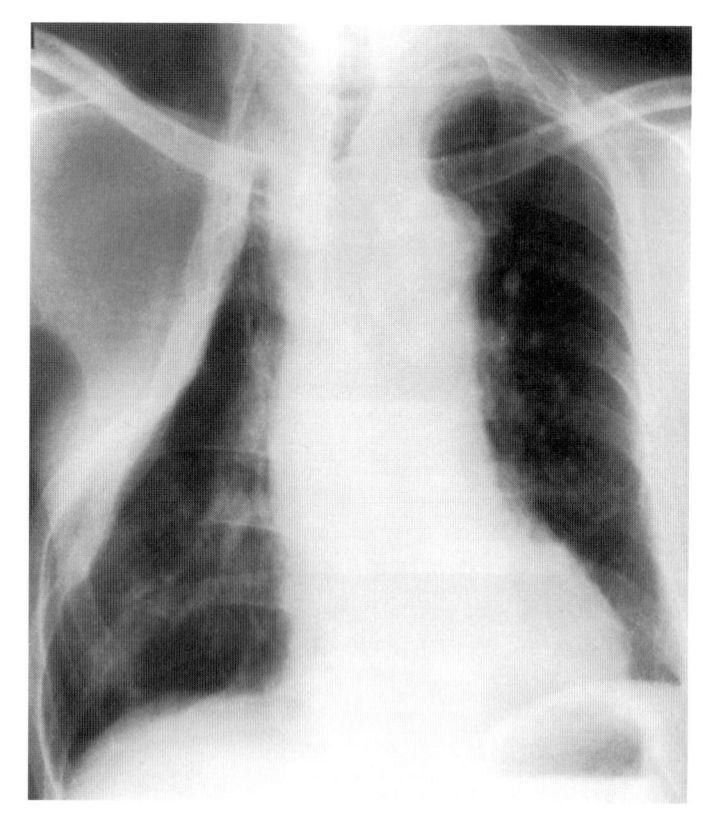

この患者の病態で**誤っている**のはどれか。

a 代償性呼吸性アシドーシス
b 混合性換気障害
c 肺胞低換気
d 静脈混合率上昇
e 肺高血圧

18.
62歳の男性。息切れを主訴として来院した。56歳ころから肺気腫のため、体動時に息切れを覚えるようになり次第に増強してきた。会話や衣服の着替えにも息切れするので入院した。酸素吸入と抗コリン薬の吸入とにより息切れは徐々に改善され安定期に入った。その時点の動脈血ガス分析（自発呼吸、room air）：pH 7.37、PaO_2 50 Torr、$PaCO_2$ 40 Torr、HCO_3^- 22 mEq/l。

退院後の最も適切な治療はどれか。

a　鎮咳薬
b　去痰薬
c　副腎皮質ステロイド薬
d　在宅酸素療法
e　在宅人工呼吸療法

19.
32歳の女性。気管支喘息の発作のため、苦しくて横になれないと訴えて来院した。身の回りのことはできるが、歩行は困難である。動脈血ガス分析（自発呼吸、room air）：PaO_2 52 Torr、$PaCO_2$ 38 Torr。

直ちに行うべき処置はどれか。

(1)　人工呼吸
(2)　酸素吸入
(3)　アミノフィリンの点滴静注
(4)　β_2受容体刺激薬の皮下注射
(5)　抗ヒスタミン薬の皮下注射

　　a　(1)、(2)、(3)　　　b　(1)、(2)、(5)　　　c　(1)、(4)、(5)
　　d　(2)、(3)、(4)　　　e　(3)、(4)、(5)

20.

28歳の女性。2日前から喘鳴を伴う激しい呼吸困難があり、気管支拡張薬の投与を受けていた。症状がさらに増悪したため入院した。チアノーゼと高度の呼吸困難とがあり、喀痰は非膿性、粘稠で喀出が困難である。脈拍数126/分、呼吸数24/分。全肺野に吹笛音を聴取する。体温36.4℃。胸部エックス線写真では透過性亢進、横隔膜下降のほかには肺野に異常陰影を認めない。動脈血O_2分圧42.4Torr、CO_2分圧52.6Torr、pH 7.38。

まず行うべき処置はどれか。

(1) 5％ブドウ糖液の持続点滴静注
(2) 水溶性プレドニソロン50mg静注
(3) 経鼻カテーテルによる毎分3lの酸素吸入
(4) 注射によるジギタリス急速飽和
(5) 抗生物質の静注

   a (1)、(2)   b (1)、(5)   c (2)、(3)   d (3)、(4)   e (4)、(5)

解 答

演習	正解	演習	正解
1.	c	11.	a
2.	e	12.	e
3.	e	13.	a
4.	c	14.	a、c
5.	d	15.	a
6.	a	16.	d
7.	b	17.	a
8.	b	18.	d
9.	b	19.	d
10.	c	20.	a

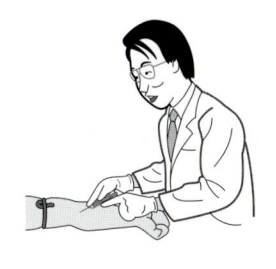

Index

欧文

A-aDO$_2$　22, 23
acidemia　34
alkalemia　34

base excess（BE）　5

CaO$_2$　17
CO（心拍出量）　14, 16, 17
CO$_2$　12, 18, 33
CPAP　29
CvO$_2$　17

D$_{LCO}$　22

F$_I$O$_2$　5, 27

Hb　14, 21
HbCO　16
HbO$_2$　14, 17
HCO$_3^-$　18, 19, 33
　——の基準値　5
Henderson-Hasselbalchの式　32
Henryの法則　18
HOT　28

Kussmaul大呼吸　35

mmHg　5

NIPPV　29

O$_2$　11, 12

PaCO$_2$　24, 34
　——の基準値　5
P$_A$O$_2$　22

PaO$_2$　21, 24
　——の基準値　5
PEEP　29
pH　31, 36
　——の基準値　5, 31
　——の代償　35
PO$_2$　14

SpO$_2$　6

TIPPV　29
Torr　5

$\dot{V}_A/\dot{Q}$　8

あ

アシドーシス　33, 34, 36
アルカリ血症　34
アルカローシス　33, 34, 36

い

I型呼吸不全　25
インフォームドコンセント　3
一酸化炭素中毒　16
一酸化炭素ヘモグロビン　16

う

右方偏位　16
運搬　8
　——障害　23, 27

え

塩素イオンシフト　19

か

カルボキシヘモグロビン　16

拡散　8
　——機能検査　22
　——障害　22, 27
換気　7, 8
　——障害　22, 27
　——速度　18
換気・血流比　8
　——不均等分布　23
還元型ヘモグロビン　6, 14

き

気管支拡張薬　28
気管切開下人工呼吸　29
吸入気酸素　27
去痰　28
禁煙　29

け

血液ガスの血中濃度　15
血液ガス分析　1
　——装置　4
血液酸素分圧　14

こ

呼吸　7
　——性因子　32
　——機能　5
呼吸不全　21
　——の分類　24, 25

さ

採血　3
在宅酸素療法　6, 28
在宅人工換気　29
酸塩基平衡　5
　——の判断の仕方　36
　——の考え方　33
酸化型ヘモグロビン　6, 14

55

酸血症　34
酸素　11, 12
　　──の運搬システム　14
　　──テント　28
　　──吸入　27
　　──摂取　17
　　──分圧　1
　　──分圧差　11
　　──飽和度　16

【し】

重炭酸イオン　5, 18, 19, 33
静脈血液中酸素含有量　17
人工換気　28, 29
心拍出量　14, 16, 17

【た】

代謝性因子　32
代償　34
　　──に要する時間　35
炭酸脱水酵素　19

【と】

動脈血ガス分析　1
動脈血液中酸素含有量　17
動脈血採血　3
動脈血酸素分圧　1, 14, 21, 24
　　──の基準値　5
動脈血酸素飽和度　6
動脈血中二酸化炭素濃度　1, 24
　　──の基準値　5

【に】

II型呼吸不全　25
二酸化炭素　12, 18, 33
　　──の運搬システム　19
　　──分圧　1

【の】

濃度差　11

【は】

パルスオキシメーター　6
肺胞酸素分圧　22
肺胞動脈血酸素分圧較差　22

【ひ】

非侵襲的陽圧人工呼吸　29
貧血　16

【ふ】

分圧差　11

【へ】

ヘパリン　3
ヘモグロビン　14, 21
　　──酸素解離曲線　14, 15
　　還元型──　6, 14
　　酸化型──　6, 14

【ま】

マスク　28

【よ】

陽圧呼吸　29
溶存酸素　14

MEMO

MEMO

MEMO

MEMO

MEMO

著者プロフィール

東田　俊彦（ひがしだ・としひこ）
医師、医学博士。
慶応義塾大学医学部卒業。
東京女子医科大学医学部内科系大学院で臨床・研究に携わる。
細胞間情報理論を応用した研究で、医学博士の称号を得る。
現在、Medical Academy Corporation（MAC）。

新・わかる!!シリーズ
血液ガス【DVDビデオ付】
2008年 4 月 1 日　第 1 版 1 刷
2010年 8 月 1 日　　　2 刷

著　者	東田　俊彦
発 行 者	稲田　誠二
発 行 所	株式会社 リブロ・サイエンス
	〒163-8510　東京都新宿区西新宿2-3-3
	KDDI ビル アネックス 2 階
	電話（03）5326-9788
印　　刷	株式会社 ルナテック
表紙デザイン	伊藤　康広（松生庵文庫）

ⓒ東田俊彦、2008
ISBN 978-4-902496-20-8
Printed in Japan

落丁・乱丁は小社宛にお送り下さい。
送料小社負担にてお取り替えいたします。
価格は外箱に表示してあります。